AF318297

ESSAI

SUR LES

CORPS ÉTRANGERS

DE LA SURFACE DE L'ŒIL

PAR

C.-M. FLEURY,

Docteur en médecine de la Faculté de Paris.

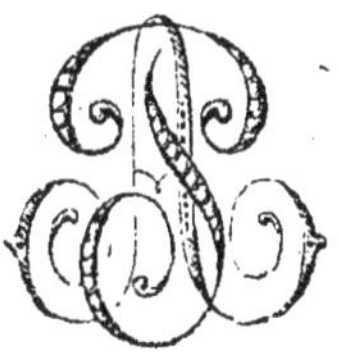

PARIS

A. PARENT, IMPRIMEUR DE LA FACULTÉ DE MÉDECINE

31, RUE MONSIEUR-LE-PRINCE 31,

—

1874

ESSAI

SUR LES

CORPS ÉTRANGERS

DE LA SURFACE DE L'ŒIL

PAR

C.-M. FLEURY,

Docteur en médecine de la Faculté de Paris.

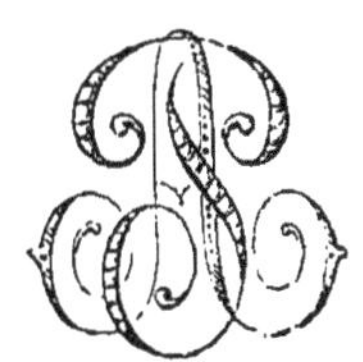

PARIS

A. PARENT, IMPRIMEUR DE LA FACULTÉ DE MÉDECINE

31, RUE MONSIEUR-LE-PRINCE, 31,

—

1874

A MON PÈRE, A MA MÈRE

A MES PARENTS.

A MES AMIS.

A LA MÉMOIRE

DU Dr A. MORIN ET DE A. MILLIAT.

Souvenir d'Hauteville, près Dijon, 21 janvier 1871.

Fleury.

A M. LE Dr Alphonse DESMARRES,

Chevalier de la Légion d'honneur, etc.

Témoignage de profonde reconnaissance.

A M. LE Dr Alph. GUÉRIN,

Chirurgien de l'Hôtel-Dieu,
Membre de l'Académie de médecine et de la Société de chirurgie,
Officier de la Légion d'honneur.

A M. LE Dr A. MILLARD,

Médecin de l'hôpital Lariboisière,
Chevalier de la Légion d'honneur.

A mon président de thèse,

M. Léon LEFORT,

Professeur à la Faculté de médecine,
Chirurgien de l'hôpital Beaujon,
Chevalier de la Légion d'honneur, etc

ESSAI

SUR LES

CORPS ÉTRANGERS

DE LA SURFACE DE L'ŒIL.

AVANT-PROPOS.

Par surface de l'œil, nous entendons la portion du globe oculaire directement accessible, à travers l'orifice palpébral. Cette surface comprend les membranes qui limitent l'œil en avant : conjonctive, tissus sous-jacents, sclérotique et cornée. Nous n'étudierons que les corps étrangers agissant par une action mécanique, laissant de côté les brûlures proprement dites qui sont le fait de corps en ignition ou de caustiques et n'agissent que par la chaleur ou par une action chimique.

Ainsi limité, notre sujet sera divisé en quatre chapitres.

Le premier comprendra l'étude des corps étrangers errants à la surface de l'œil. Ils doivent à leur mobilité de pouvoir produire des lésions généralisées à toute la surface du globe oculaire et, à ce titre, méritent un chapitre à part.

Les corps étrangers fixes de la conjonctive en dehors de la périphérie cornéenne, dont il sera question dans le deuxième chapitre, ne produisent en général que des lésions localisées et peu graves.

Le troisième chapitre aura pour objet l'étude des corps étrangers de la région périphérique de la cornée, au niveau de l'union de cette membrane avec la sclérotique. La disposition des parties en ce point donne aux lésions un intérêt particulier, tant à cause de ces blessures en elles-mêmes, que du retentissement qu'elles peuvent avoir sur les membranes voisines : iris, corps ciliaire et cornée.

Enfin, dans le quatrième chapitre seront traités les corps vulnérants de la cornée superficiels et profonds.

Superficiels, ils donnent moins souvent lieu à des complications et sont plus faciles à extraire que lorsqu'ils sont profondément situés. De là deux subdivisions.

La fréquence des corps étrangers à la surface de l'œil, les complications graves auxquels ils peuvent donner lieu et qui amènent parfois la perte de l'organe, indiquent assez tout l'intérêt que présente leur étude. Puissions-nous avoir été à la hauteur de notre tâche.

CHAPITRE PREMIER.

CORPS ÉTRANGERS ERRANTS.

Les corps étrangers errants signalés à la surface de l'œil sont nombreux et variés. Ils peuvent appartenir aux trois règnes de la nature.

Il arrive chaque jour que l'on reçoive dans l'œil des particules de poussière soulevées par le vent, des grains de sable, de la cendre. Les ouvriers sont plus spécialement exposés à recevoir des morceaux de coke, de charbon, de fer, d'acier, de cuivre, de verre, de pierre, suivant leurs professions. Chez les gens de la campagne, on observe plus particulièrement des débris de paille, des graines, des glumes, du bois, on a rencontré aussi des parcelles de tabac, du poivre, etc. Enfin, tous les auteurs signalent la présence à la surface de l'œil de moucherons, d'insectes ; on peut lire dans Mackenzie plusieurs observations où des larves déposées par des mouches, et même des vers vivants ont été retirés de l'œil.

Symptômes. Lésions. — Ces corps étrangers ne déterminent pas des phénomènes constants et identiques ; on comprend, en effet, qu'ils peuvent être gros ou petits, anguleux ou arrondis et qu'en outre ils se trouvent en rapport soit avec la conjonctive, soit avec la cornée, et produisent dans chaque cas spécial des lésions différentes.

Toutefois, on les rencontre plus fréquemment à la surface de la conjonctive oculaire ou palpébrale et plus particulièrement en haut, parce que la cornée étant lisse et résistante, ne leur donne prise, en général, que lorsqu'ils sont lancés avec force, et pénètrent dans son tissu. Aussi les lésions de la conjonctive, produites par les corps étrangers errants, sont-elles plus fréquentes que celles de la cornée; en outre, celles-ci sont le plus souvent superficielles.

S'agit-il de cas bénins, d'une poussière presque impalpable qui ait pénétré sous les paupières, c'est à peine si l'on voit une légère hyperémie de la conjonctive avec un peu de gêne.

Venons aux cas plus sérieux : Lorsque le corps mobile détermine une douleur agaçante, du larmoiement, un besoin de se frotter les paupières, de la gêne, du malaise, une impressionnabilité assez vive à la lumière, on voit alors la conjonctive injectée, et cela dans toute sa surface. En effet : la rougeur limitée au début à un point donné tend à se généraliser à mesure que le corps étranger, entraîné par le clignement spasmodique des paupières, se trouve déplacé soit par une action réflexe, soit par l'action directe des larmes.

Il arrive fréquemment que les corps étrangers errants sont insensiblement rejetés au dehors par les mouvements naturels des paupières : il se produit une contraction réflexe du muscle orbiculaire qui reçoit, comme la conjonctive et la glande lacrymale, des rameaux de la branche ophthalmique de

Willis. Grâce au clignement répété, la paupière supérieure porte les corps étrangers en bas, tandis que l'inférieure les dirige en dedans vers la caroncule lacrymale, d'où ils sont ensuite expulsés intentionnellement ou accidentellement.

La sécrétion exagérée des larmes favorise leur transport, mais ils ne sont pas toujours ainsi chassés de dehors en dedans ; il faut que ces corps soient de petite dimension ; car, pour peu qu'ils aient un certain volume, ils se trouvent fortement serrés entre les bords des paupières et sont le plus souvent poussés vers le sinus conjonctival supérieur où ils s'immobilisent.

Pendant ces pérégrinations, les vaisseaux s'accentuent de plus en plus à la surface de la conjonctive, plus larges vers les culs-de-sac, plus déliés au centre, tortueux, mobiles, ils finissent par former une nappe rouge uniforme s'arrêtant à la périphérie de la cornée. En même temps, la muqueuse conjonctivale s'épaissit, le tissu cellulaire sous-jacent s'infiltre, il se produit autour de la cornée un bourrelet proéminent : le chémosis séreux est constitué.

A la suite du chémosis, ou consécutivement aux érosions superficielles produites par le frottement du corps étranger sur la cornée, on peut voir survenir des abcès, des ulcérations de cette membrane, puis l'iritis, l'hypopyon, la perforation de la cornée et enfin la perte de l'œil. Desmarres père, dans son *Traité des maladies des yeux* (1), relate l'observation d'un malade qui fut privé d'un œil à la suite du séjour prolongé d'un épi de blé à sa surface.

Nuls dans les cas bénins, les symptômes généraux acquièrent de l'intensité dans les cas graves et compliqués ; la fièvre, l'inappétence, les douleurs frontales et ciliaires, la photophobie se manifestent simultanément.

Il est un autre mode de terminaison. Après avoir été entraîné pendant quelque temps par les mouvements naturels ou spasmodiques des paupières, ou même aussitôt après son introduction à la surface de l'œil, le corps étranger va se loger dans un des culs-de-sac de la conjonctive. Il est très-rare qu'il reste alors inaperçu et ne détermine aucune irritation ; le fait a néanmoins été signalé (Scarpa-Mackenzie). Dans l'immense majorité des cas, il provoque autour de lui, dans un rayon limité, une inflammation dont les symptômes sont bien moins accusés que ceux qu'il produit lorsqu'il est situé à la partie postérieure des cartilages tarses : la muqueuse s'épaissit, il se forme des végétations qui finissent parfois par enchâsser le corps étranger, l'immobiliser et le dérober aux regards, si bien qu'il passe inaperçu même après l'excision d'une partie des végétations.

Diagnostic. — Le malade porteur d'un corps

(1) Tome II, p. 198. 2e édition.

étranger de la surface de l'œil présente, à première vue, un rétrécissement de l'orifice palpébral dû au spasme orbiculaire. Or ce rétrécissement n'existe, en outre des cas de corps étrangers, que dans la kératite, les granulations enflammées et l'irido-choroïdite aiguë. Ce signe pourra donc déjà *à priori* mettre sur la voie du diagnostic. Pour le confirmer, il faudra trouver le corps étranger.

On écarte les paupières et l'on examine la surface ainsi mise à nu. Si l'on n'aperçoit rien, on déprime avec le doigt la paupière inférieure pour en scruter le sinus. Mais comme neuf fois sur dix le corps errant se trouve sous la paupière supérieure, c'est là surtout que devra porter l'attention.

Si la conjonctive est injectée dans toute son étendue, si, en même temps, la sclérotique offre une teinte rouge pâle, violacée près de la cornée, on devra soupçonner un corps étranger derrière la paupière supérieure.

De même, un ulcère siégeant à la partie supérieure de la cornée, et présentant des bords inégaux, déchiquetés et comme grattés avec un instrument acéré, devra faire croire à la présence d'un corps étranger sous le cartilage tarse supérieur.

Pour s'en assurer, on fait renverser la tête du malade, et saisissant la paupière supérieure entre le pouce et l'index, on la soulève en tirant en avant de façon à pouvoir examiner le cul-de-sac supérieur On a conseillé de renverser simplement le cartilage tarse ; mais si le corps étranger est logé dans le sinus supérieur, il sera absolument impossible de le voir et c'est pour avoir agi de la sorte que, maintes fois, des médecins, même exercés, n'ont rien trouvé.

Mais il n'est pas toujours facile de soulever la paupière supérieure ; s'il y a une conjonctivite intense, du chémosis et surtout du blépharospasme, on sera obligé d'attendre la diminution des phénomènes inflammatoires ou de recourir à d'autres moyens. Le blépharospasme a dû être surmonté dans plusieurs cas par des inhalations de chloroforme.

Dans les cas où l'appareil inflammatoire est très-intense, on peut donc rester hésitant sur le diagnostic et se demander si l'on a affaire à un phlegmon sous-conjonctival, à une ophthalmie purulente.

La marche de la maladie, la prédominance des symptômes inflammatoires en un point particulier, pourraient seuls mettre sur la voie du diagnostic.

Ainsi, par exemple, M. Desmarres a eu l'occasion d'observer plusieurs fois des malades, surtout des enfants, se présentant avec un gonflement considérable, avec œdème des paupières, dureté, etc., comme s'il y avait eu phlegmon, abcès de l'orbite ou tumeur lacrymale. En présence de ce déploiement d'inflammation, il devient fort difficile d'écarter les paupières, et ce n'est que par l'historique,

par la rapidité de développement de la maladie,
qu'il faut songer à la présence d'un corps étranger particulier dans les culs-de-sac conjonctivaux.
Nous voulons parler des glumes de blé ou d'avoine
qui, entraînées par le vent, pénètrent dans la fente
palpébrale. Une fois, entre autres, le corps vulnérant était logé en haut, couché entièrement dans
le repli conjonctival supérieur. On a pu l'extraire
en faisant glisser une sonde sur toute la surface
du globe. La longueur de la glume atteignait facilement 2 centimètres et demi. Le surlendemain,
toute trace d'inflammation avait disparu.

Nous avons été à même, tout récemment, de
prendre une de ces observations.

Le 4 juillet 1874, le jeune Desprat, âgé de 3 ans, dont les
parents sont mégissiers à Gentilly, est amené par sa mère à
la clinique de M. le Dr Alph. Desmarres. Il a eu la rougeole
il y a environ trois mois et depuis ce moment les yeux sont
restés rouges. La mère raconte que la veille, 3 juillet, elle
s'est aperçue que la rougeur avait augmenté dans l'œil droit
et que l'enfant accusait de vives souffrances de ce côté.

L'œil gauche présente une injection générale de moyenne
intensité des vaisseaux superficiels; la conjonctive droite est
beaucoup plus vascularisée; il y a de ce côté du larmoiement,
de la photophobie, mais pas de chémosis.

On entr'ouvre les deux paupières et l'on aperçoit au niveau
du cartilage tarse inférieur une barbe d'épi d'environ un cen-
timètre de longueur que l'on retire avec des pinces.

En soulevant la paupière supérieure, on découvre, au niveau du cartillage tarse également, un épi verdâtre un peu
moins gros qu'un épi de blé, mais de même forme et que l'on
s'empresse d'enlever.

La mère, interrogée sur la façpn dont son enfant a pu recevoir ce corps étranger sur l'œil, répond que tout près de la

maison qu'elle habite à la campagne se trouve un champ couvert d'herbes assez hautes, dont les épis ressemblent à de l'avoine et que son fils avait l'habitude d'aller s'ébattre en cet endroit. Dès lors le fait s'explique très-naturellement.

On fait appliquer de l'eau froide.

6 juillet. L'enfant est ramené ; l'injection vasculaire de l'œil droit qui était plus accusée l'avant-veille a cédé ; il reste pour les deux yeux une conjonctivite légère pour laquelle on prescrit le collyre suivant :

> Sulfate d'alumine.   25 centigr.
> Eau distillée.   100 gr.

Mackenzie a pu observer plusieurs cas du même genre chez les moissonneurs d'Écosse.

Traitement. — Le corps étranger mobile doit être enlevé le plus promptement possible ; car aussitôt qu'on l'aura écarté, tous les phénomènes inflammatoires tendront à disparaître rapidement, si l'œil n'est pas trop compromis. Ils s'évanouiront d'autant plus vite que leur durée et leur intensité auront été moindres.

S'il s'agit d'un corps ténu, comme de la poussière, de la cendre, l'ongle ou un instrument mousse serviront à racler la surface qu'il recouvre.

Un autre moyen consiste à faire glisser aussi bas que possible la paupière supérieure au-dessus de l'inférieure et à la laisser remonter. Si le corps étranger est placé derrière le cartilage tarse, il restera sur la paupière inférieure.

Lorsqu'il est plus volumineux, on se sert de pinces pour l'enlever.

Quant aux corps placés dans le cul-de-sac supérieur, on peut avoir recours, pour les entraîner, à une injection d'eau tiède poussée avec une seringue.

Des lotions et des compresses d'eau froide dans les cas bénins, lorsque le corps étranger n'a séjourné guère plus de vingt-quatre heures, suffisent à faire disparaître l'inflammation.

A. Bouilhet et Sœlberg Wells conseillent l'instilla'ion de quelques gouttes d'huile d'olive ou de ricin; c'est là un traitement douloureux qu'il faut épargner au malade.

S'il y a eu des complications, on aura recours à un traitement approprié : atropine, collyres, révulsifs aux extrémités.

Pronostic. — D'après ce que nous venons de voir, le pronostic est subordonné à la nature du corps étranger, et aux lésions produites. Dans la généralité des cas, moins le séjour du corps errant aura été long, plus le pronostic sera favorable.

CHAPITRE II.

CORPS ÉTRANGERS DE LA CONJONCTIVE, EN DEHORS
DE LA PÉRIPHÉRIE CORNÉENNE.

En dehors de la périphérie cornéenne, la conjonctive oculaire glisse facilement sur le tissu cellulaire sous-jacent qui la sépare de la sclérotique. Les corps étrangers peuvent se fixer dans l'une quelconque de ces trois couches; il importe d'étudier successivement les phénomènes qu'ils déterminent.

Corps étrangers de la conjonctive : 1° superficiels ; 2° pénétrants ou sous-jacents : (*a*) mobiles ; (*b*) fixes.

1° *Corps étrangers superficiels.* — Les corps étrangers fixes superficiels de la conjonctive sont de même nature que les corps durs errants énumérés précédemment. Mais ils ont été projetés sur la conjonctive avec une force suffisante pour s'y implanter, ou bien la pression des paupières les a fixés à la muqueuse, grâce à leurs aspérités.

De même que pour les corps errants, les lésions seront en rapport avec le volume et les inégalités du corps fixe. Elles sont, du reste, de même nature : hyperémie plus ou moins intense, conjonctivite aiguë. Le frottement détermine des érosions sur la conjonctive qui fait face au corps étranger ; la cornée reste indemne.

L'inflammation, bien plus limitée que dans les cas de corps errants, détermine les mêmes symptômes : douleurs plus ou moins vives, larmoiement, difficulté d'ouvrir les paupières, sensation de sable ou de grès dans l'œil. Les vaisseaux injectés offrent une forme triangulaire.

Diagnostic. — L'attention une fois attirée du côté où se présentent les phénomènes inflammatoires, il faudra constater la présence du corps étranger. Il est assez rare que l'on confonde un corps étranger avec une affection organique de la conjonctive. Cela s'est vu cependant ; ainsi Wenzel (1) rapporte une observation où il est dit qu'une coque de millet fut prise par plusieurs médecins pour une phlyctène de la conjonctive.

Nous avons vu nous-même un cas de ce genre, où la méprise était possible, à la clinique de M. Alph. Desmarres.

OBSERVATION. — La demoiselle Pascal, âgée de 22 ans, demeurant rue Bourtibourg, 23, se présente le 14 avril 1874 à la clinique de M. le Dr Alph. Desmarres.

Il y a trois semaines environ elle a été prise subitement de douleur à l'œil droit, de larmoiement et d'un peu de rougeur qui a persisté jusqu'à ce jour.

Vers l'angle interne de l'œil droit, à 4 ou 5 millimètres de la cornée, au niveau de son diamètre transversal, on aperçoit un point vésiculeux jaunâtre, peu transparent, d'un millimètre environ de diamètre, faisant légèrement saillie à la surface de la conjonctive. Tout autour une couronne radiée de vaisseaux superficiels. La première impression est que l'on a affaire à une phlyctène ; mais en se reportant au début de la maladie qui date d'environ trois semaines, à l'opacité du point vésiculeux, à son indolence et surtout à sa persistance sans suppuration ; enfin, en regardant de plus près, M. Desmarres nous fait reconnaître qu'il s'agit là d'une coque de millet.

La malade a des petits oiseaux dans une cage, et c'est en leur donnant des soins qu'elle a reçu ce débris de coque de millet à la surface de la conjonctive.

On l'enlève avec une aiguille à cataracte et l'on prescrit des lotions d'eau froide. Le lendemain la malade était guérie.

Dans les cas de ce genre, il faut parfois un examen très-attentif et un œil exercé pour ne pas se laisser induire en erreur. Il faut savoir que les vais-

(1) Traité de la cataracte, p. 62. Paris, 1786.

seaux qui avoisinent la phlyctène conjonctivale sont disposés en forme triangulaire, en comète, tandis que dans les cas de coque de millet, ils affectent la configuration d'une couronne radiée. De plus, dans le cas de corps étranger, la photophobie est peut-être moindre que dans le cas de phlyctène, et, en outre, la persistance de celle-ci est loin d'être aussi longue.

Traitement. — L'ablation du corps étranger fait disparaître rapidement toute trace d'inflammation.

Au cas où il ne produirait pas de troubles et ne serait pas assez saillant pour blesser la face postérieure des paupières, il n'y aurait pas de véritable indication de l'enlever, non pas que l'opération soit grave ou pénible, mais parce qu'elle peut être évitée, et cela sans inconvénient pour le blessé (Alph. Desmarres). Il existe, en effet, bon nombre d'ouvriers mécaniciens qui conservent impunément dans la conjonctive des paillettes de fer ou de cuivre; des mineurs qui ont des grains de poudre, sans éprouver aucune gêne ni aucun trouble.

Lorsque le corps étranger produit de l'irritation et fait saillie, il faut l'enlever.

Sœlberg Wells recommande pour l'extraction une gouge spéciale; d'autres se servent de pinces.

Voici le procédé que met en pratique et que recommande M. Alphonse Desmarres :

Il faut saisir la conjonctive et le corps étranger avec des pinces, l'attirer en avant de manière à l'isoler de la sclérotique, puis en exciser d'un seul coup de ciseau un lambeau, dont la surface peut mesurer un demi-millimètre carré. Le corps étranger compris dans la conjonctive est enlevé avec cette portion de la membrane. M. Alph. Desmarres recommande ce procédé « quand le corps étranger est placé dans la conjonctive, parce que toutes les autres tentatives d'extraction déchirent cette membrane, la font saigner, et souvent le sang masque le corps étranger qui peut disparaître sous elle (1). » D'ailleurs, la cicatrisation de la plaie se fait rapidement.

2° *Corps étrangers pénétrants ou sous-jacents à la conjonctive.* (a) *Mobiles.*— Ils sont logés dans le tissu cellulaire sous-jacent à la conjonctive, et y déterminent quelquefois une ecchymose. S'ils produisent de l'inflammation ; il faut les enlever par le procédé décrit pour les corps superficiels.

Les corps étrangers placés dans le tissu sous-conjonctival peuvent s'enkyster ; ils s'entourent alors d'une membrane comparable à une capsule, et ne causent aucune gêne.

Wardrop en rapporte deux cas.

Dans le premier, il s'agit d'un petit morceau de basalte qui fut trouvé dans une capsule, tout près de la sclérotique, dans le tissu sous-conjonctival,

____

(1) Leçons cliniques sur la chirurgie oculaire. — Asselin, 1874, p. 471.

et que le malade avait porté pendant plusieurs années.

Dans le second cas, un fragment de graine de houx fut trouvé, après la mort, renfermé dans un kyste, chez une personne qui, depuis dix ans, date de l'accident éprouvé à l'œil, le portait sans en soupçonner l'existence.

Nous avons pu, de notre côté, recueillir l'observation suivante :

OBSERVATION. — Lavigne, 21 ans, journalier, à Boive (Seine-et-Oise), a reçu, il y a environ quinze mois, en labourant un champ très-dur, un corps étranger à la surface de l'œil droit, il s'est contenté de mettre de l'eau froide, et au bout de quelques jours, il n'éprouva plus aucune gêne. Cependant, le corps étranger était resté, et bien qu'il ne lui causât aucune douleur, Lavigne prit le parti de le faire enlever.

Le 29 juin 1874, il se présente à la clinique de M. Alph. Desmarres.

Vers l'angle interne de l'œil droit, à 4 ou 5 millimètres de la cornée, on aperçoit une tumeur d'un gris noirâtre, du volume d'un grain de chènevis, simulant un staphylôme choroïdo-scléral. Les vaisseaux conjonctivaux voisins sont plus accentués qu'ailleurs, mais il n'y a aucun trouble circulatoire profond. Si l'on regarde latéralement la tumeur, on voit que la sclérotique ne la recouvre pas, et que cette membrane ne forme aucune saillie à ce niveau. Ce n'est donc pas un staphylôme. Au reste le récit du malade, et l'absence de toute réaction intense, ne peuvent laisser de doutes; il s'agit bien là d'un corps étranger.

Lavigne demandant formellement qu'on l'en débarrasse, bien qu'il ne produise presque aucune gêne, M. Alph. Desmarres saisit la tumeur avec une pince, et d'un coup de ciseau l'excise.

On trouve une paille d'acier d'environ un millimètre de longueur sur un demi-millimètre de largeur.

Taitement : eau froide.

La plaie s'est cicatrisée rapidement et sans accident.

Il peut arriver aussi que le corps étranger qui a pénétré dans le tissu sous-conjonctival, subisse un déplacement.

Wardrop, d'après le journal de Loder, rapporte l'observation d'un prêtre sur qui fut faite l'extraction d'un morceau noirâtre de l'aile d'un insecte, qui, primitivement fixé dans le tissu sous-conjonctival, au-dessus de la cornée, était parvenu, par une migration lente et progressive, jusqu'au centre de cette dernière membrane.

(b) *Fixes*.— Ils sont en partie ou en totalité engagés dans la sclérotique.

S'ils ne déterminent aucune irritation, il n'y a aucun inconvénient à les laisser.

Mais il arrive que ces corps étrangers n'agissent pas seulement par leur présence ; s'ils ont été lancés avec force, on les a vus produire la perte instantanée de la vision par ébranlement de la rétine et du nerf optique. Denonvilliers et Gosselin citent le cas où un grain de plomb, qui avait pénétré jusqu'à la sclérotique, produisit des désordres de ce genre.

Si le corps étranger amène l'inflammation de la sclérotique, on voit alors apparaître un réseau de vaisseaux fins, déliés, couleur lie de vin, situés plus profondément que ceux de la conjonctive ; ces derniers sont rouge foncé et se distinguent par leur grosseur. Le mouvement des paupières déplace le réseau conjonctival ; les vaisseaux de la sclérotique suivent, au contraire, tous les mouvements du globe de l'œil, et ne prennent aucune part à ceux qu'on peut imprimer à la conjonctive.

S'il y a sclérite, il faut enlever le corps étranger suivant le procédé applicable aux corps superficiels de la conjonctive; le lambeau conjonctival extrait, met à nu le tissu sous-jacent et le tissu sclérotical; il devient facile de retirer le corps étranger.

Si le corps étranger avait traversé complètement la sclérotique, il y aurait hernie de la choroïde et issue du corps vitré; nous verrons plus tard ce que l'on doit faire en pareil cas.

CHAPITRE III.

CORPS ÉTRANGERS DE LA PÉRIPHÉRIE CORNÉENNE.

Les lésions de la région périkératique de la conjonctive produites par les corps étrangers méritent une étude spéciale, en raison de l'importance que leur donne le voisinage de la cornée et du cercle ciliaire, sur lesquels elles peuvent avoir du retentissement.

Quelques données anatomiques en feront mieux comprendre tout l'intérêt.

Jusqu'au voisinage de la cornée, la conjonctive est très-mobile sur le plan fibreux sous-jacent; mais à la limite de cette membrane, le derme de la muqueuse conjonctivale adhère intimement au tissu fibreux de la sclérotique avec lequel il se confond. Cette insertion autour de la cornée, donne lieu à un léger renflement circonférenciel qui porte le nom d'anneau conjonctival. L'épithélium seul de la conjonctive se confond avec celui de la cornée. A ce même niveau, cette dernière membrane s'unissant à la sclérotique est taillée en biseau aux dépens de sa face antérieure et convexe. Des deux lèvres qui limitent ce biseau, l'une appartient à la face convexe, l'autre à la face concave. La première est elliptique et la seconde circulaire. En haut, la circonférence de la cornée est coupée très-obliquement; en bas, la coupe est moins oblique; en dedans et en dehors elle est moins oblique encore.

Il en résulte : 1° Que la sclérotique et la conjonctive empiètent sur la face antérieure de la cornée;

2° Que cet empiètement est beaucoup moins prononcé sur les parties latérales que sur les parties supérieure et inférieure, d'où la forme elliptique de la face antérieure de la cornée ;

3° Qu'il est porté à son maximum supérieurement, d'où l'abaissement du centre de la cornée au-dessous du centre de la pupille. (Sappey.)

C'est à la jonction de la lèvre postérieure du bord circonférenciel de la cornée avec la sclérotique que se trouve le canal veineux, décrit tour à tour par Hovius, Fontana, Schlemm.

L'épaisseur de la cornée n'est pas la même dans toute son étendue. D'après Sappey, elle est au centre de 0,8 de millimètre et de 1 millimètre à la périphérie.

La cornée ne reçoit pas directement de vaisseaux, mais elle est entourée d'un réseau vasculaire assez riche.

Les artères ciliaires antérieures, qui proviennent des musculaires, rampent quelque temps sous la conjonctive et traversent la sclérotique à une petite distance de la cornée, pour aller se jeter dans l'iris et dans les procès ciliaires. C'est au moment où elles percent ainsi la sclérotique, de dehors en dedans, qu'elles abandonnent à cette membrane une foule de ramifications très-fines, courtes, droites, juxtaposées les unes aux autres et se dirigeant toutes en convergeant vers le bord de la cornée; là, elles se perdent en un fin réseau composé de différentes rangées d'anses superposées. Dans la dernière rangée de ces anses on observe, selon Krause, le passage direct des vaisseaux de l'état artériel à l'état veineux.

Telle est la disposition des vaisseaux chez l'adulte, mais chez le fœtus, jusqu'au sixième mois environ de la vie intra-utérine les vaisseaux empiètent sur la cornée. Au-dessous du feuillet épidermique qui recouvre cette membrane, on trouve une mince couche de matière amorphe, finement granuleuse, parcourue par un réseau de capillaires en continuité avec ceux de la conjonctive.

« Après le sixième mois de la vie intra-utérine, ce réseau s'atrophie et les anses capillaires de la conjonctive n'empiètent ensuite que de un demi à un millimètre sur la cornée. C'est dans cette couche de matière amorphe que se régénèrent, avec la plus grande facilité, les capillaires dans diverses sortes d'affections de la cornée, et que se produisent quelquefois des fibres lamineuses et autres éléments anatomiques. » (1)

Ce sont donc les vaisseaux de la conjonctive qui, chez le fœtus, fournissent directement à la nutrition de la partie antérieure de la cornée, c'est-à-dire jusqu'à la membrane élastique de Bowman. Ce sont eux encore qui en entretiennent la vitalité chez l'adulte ; mais d'une façon indirecte, en laissant transsuder les éléments nutritifs du sang.

1° *Corps étrangers superficiels.* — Les corps étrangers, qui se fixent dans la conjonctive vers son bord périkératique, déterminent par leur présence les phénomènes de la conjonctivite. Le réseau vasculaire superficiel affecte à ce niveau la forme d'un triangle dont le sommet est tourné vers le corps étranger. Que celui-ci reste plusieurs jours dans la plaie, il se formera une ulcération qui venant à altérer profondément les éléments anatomiques, déterminera un trouble dans la vitalité de la conjonctive, si bien que la destruction de cette membrane pourra en être la conséquence ; dès lors la circulation sera suspendue, et la partie cornéenne voisine de la blessure conjonctivale, privée des éléments nutritifs que lui apportaient les vaisseaux correspon-

____

(1) Littré et Robin, Dictionnaire de médecine, 13e édit., p. 359.

dants, ne tardera pas à souffrir. La couche superficielle se désorganisera et se ramollira dans une étendue qui sera en rapport avec celle de la plaie conjonctivale. Si la cause morbide persiste, le ramollisement s'étendra aux couches profondes qui finiront par suppurer, se perforer et laisser s'échapper l'iris.

Un exemple frappant de ce qui précède est celui-ci : les brûlures les plus petites de la conjonctive dans le voisinage de la cornée sont des plus redoutables. Tant que la période de la cicatrisation, dix à douze jours environ après l'accident, n'est pas arrivée, il ne survient guère aucune complication. Il n'en est pas de même, plus tard, car le tissu inodulaire en se formant, détermine un arrêt de la circulation conjonctivale au lieu même de la blessure, et le point correspondant de la cornée, à un millimètre environ en dedans de la périphérie, s'ulcère et souvent même le mal s'aggrave si rapidement qu'il peut y avoir perforation de la cornée.

Ces complications ne sont pas à redouter si le corps étranger est d'un petit volume, et s'il est enlevé immédiatement. La plaie se cicatrise alors rapidement ; le tissu inodulaire ne s'étend ni assez profondément, ni assez loin pour mettre un obstacle sérieux au cours du sang, et il ne survient aucun accident du côté de la cornée.

Les symptômes sont identiques à ceux que produisent les corps fixés à un autre point de la conjonctive.

2° *Corps étrangers pénétrants*. — Nous avons à examiner successivement les désordres produits par les corps étrangers qui pénètrent dans la sclérotique, dans la sclérotique et la cornée tout à la fois à leur point d'union, et dans la cornée au voisinage de sa circonférence.

A. — Les fragments de verre ou d'acier, et les autres corps étrangers qui blessent la sclérotique au voisinage de la cornée, peuvent ne produire que des plaies peu étendues et peu profondes ; elles se réunissent rapidement aussitôt que le corps étranger a été enlevé ; on a recours soit à la suture, soit à la compression pour favoriser la cicatrisation des bords de la plaie. On reconnaîtra que la sclérotique a été traversée, lorsqu'on verra perler l'humeur vitrée entre les deux bords de la petite plaie, et que la tension intrà-oculaire aura beaucoup diminué par suite de ce suintement. Parfois la choroïde vient poindre entre les lèvres de l'ouverture sous forme d'une ligne noire. C'est encore à la suture que l'on aura recours ; un fil de soie est armé d'une aiguille courbe à chacune de ses extrémités, et doit traverser séparément de dedans en dehors les deux bords de la plaie.

Les plaies scléroticales au voisinage de la cornée peuvent provoquer une iritis et même un prolapsus de l'iris. Wecker conseille dans les cas de ce genre de couper les parties de l'iris engagées dans la plaie, afin d'abréger la durée des phénomènes in-

flammatoires; il applique ensuite un bandeau com-
pressif.

B. — Lorsque le corps étranger siége à l'union de
la sclérotique et de la cornée, et dans toute l'épaisseur de ces deux membranes, on aura à redouter
après l'extraction, en outre de la hernie de l'iris,
une complication particulière. On lit, en effet, dans
Follin et Duplay : (1) « Lorsqu'une blessure est
située à l'union de la sclérotique avec la cornée,
au point où existe encore la conjonctive, il peut
arriver que les lèvres de la cornée restant béantes,
la conjonctive se cicatrise ; de là il résulte que l'humeur aqueuse soulevant la conjonctive, forme une
petite vésicule transparente qu'il suffit de rompre
pour vider la chambre antérieure et faire perdre à
l'œil sa consistance. » C'est encore à la compression ou à la suture que l'on aura recours.

C.—Sans empiéter sur les lésions de la cornée par
les corps étrangers, nous devons dire que les plaies
pénétrantes de la circonférence de cette membrane,
près de la sclérotique, sont fréquemment suivies de
la hernie de l'iris.

Lorsque l'humeur aqueuse s'écoule brusquement,
elle entraîne avec elle l'iris, et la hernie a lieu.
Comme conséquences, on aura soit un enclave-
ment de l'iris dans les bords de la plaie, soit une
tumeur formée par la partie herniée, soit un dé-
roulement tout entier de l'iris dans la plaie.

(1) Pathologie externe, tome IV, p. 240.

Les blessures dont nous venons de parler n'at-
teignent que la sclérotique et la cornée ; mais si le
corps étranger a pénétré jusques au corps ciliaire,
il produira des lésions dangereuses non-seulement
à cause des complications inflammatoires auxquelles il peut donner lieu : iritis et irido-choroïdite du côté de l'œil malade, mais aussi à cause de
l'ophthalmie sympathique dont il peut être le
point de départ. M. Alph. Desmarres dit à ce sujet (1) :

« Les blessures pénétrantes du cercle ciliaire siégeant en particulier à la marge de la cornée sont
très-graves ; nous avons assisté le plus souvent à
l'atrophie lente de l'organe après ce genre de lésions, et chose remarquable, l'œil se désorganise
en entier, lentement, progressivement sans pré-
senter de symptômes aigus. Il y a cependant
quelques exceptions qui dans des délais assez courts
obligent à recourir à l'amputation, parce que pendant la première période, l'œil opposé devient malade. »

Sœlberg Wells affirme même que les plaies intéressant la cornée seule, bien que n'amenant généralement pas d'ophthalmie sympathique, peuvent
cependant, si elles sont accompagnées d'un prolapsus considérable de l'iris *et situées près de la périphérie*, produire de l'ophthalmie sympathique en
entretenant de l'irritation dans le corps ciliaire (2).

(1) Leçons cliniques sur la chirurgie oculaire. Paris, 1874.
(2) Sœlberg Wells. Traité pratique des maladies des yeux. Trad.
française, p. 208.

CHAPITRE IV.

CORPS ÉTRANGERS DE LA CORNÉE.

Au point de vue anatomique on distingue trois couches dans la cornée ; une couche superficielle, une couche moyenne et une couche profonde.

La couche superficielle comprend deux lames, l'une épithéliale qui est le prolongement de la couche muqueuse de l'épiderme conjonctival ; l'autre hyaline, homogène, extrêmement mince, et de nature élastique ; c'est la membrane de Bowman.

La couche moyenne, de nature fibreuse, forme la cornée proprement dite ; elle est épaisse et résistante. Les fibres qui constituent la cornée forment une trame réticulée, renfermant un grand nombre de cellules étoilées, anastomosées entre elles. Ces fibres sont pénétrées d'un liquide coagulable comme l'albumine, par l'alcool, le calorique et les acides minéraux (Sappey).

La couche profonde est formée par une lame élastique et une lame épithéliale qui tapisse la chambre antérieure ; cette couche porte le nom de membrane de Demours ou de Descemet.

D'une façon générale, les corps étrangers fixes sont plus fréquents sur la cornée que sur toute autre partie de l'œil, parce que, en raison même de sa situation au centre des paupières, elle y est exposée plus directement et que sa résistance donne prise aux corps lancés avec une certaine force.

Nous allons examiner maintenant les lésions produites par ces corps étrangers, qu'ils soient implantés dans la couche superficielle ou dans les deux autres couches.

1° *Corps étrangers superficiels.* — Ils ne dépassent pas la membrane de Bowman. S'il s'agit d'un corps tranchant, mince, il produira une plaie à bords nets, non déchiquetés, et la cicatrisation se fera en 24 heures sans laisser de traces, pourvu que la cause irritante n'ait pas séjourné longtemps dans la plaie.

Lorsqu'un corps étranger plus volumineux, ou dont la cassure n'est pas nette, comme celle du cuivre dont les paillettes offrent des bords en dents de scie, se fixe dans la partie superficielle de la cornée et y séjourne pendant plusieurs jours, voici ce qu'on observe : l'épithélium environnant s'exfolie et disparaît, de sorte qu'il reste une petite cupule à l'aspect dépoli, dont le centre est occupé par le corps étranger. Si les phénomènes inflammatoires poursuivent leur cours; une opacité qui va en grandissant se manifeste tout autour du corps fixé dans la cornée; néanmoins les couches cornéennes proprement dites qui sont sous-jacentes conservent leur transparence.

La conjonctive présente constamment une rougeur assez prononcée; un examen attentif permet de reconnaître qu'elle est due à deux plans différents de vaisseaux. Les uns, en effet, sont super-

ficiels, tortueux, de couleur foncée, placés à une
certaine distance de l'anneau périkératique; ils ont
un calibre assez considérable et sont mobiles sur
le plan sclérotical. Les autres, plus fins, plus déliés,
et en même temps plus profondément situés et con-
tigus à la cornée, sont disposés en forme rayon-
nante tout autour de cette membrane; c'est le cercle
radié péricornéen que l'on rencontre dans la plu-
part des affections aiguës de la cornée, l'anneau
sclérotidien de Velpeau. Sa couleur est d'un rouge
assez pâle, carmin. Ces derniers vaisseaux dépen-
dent de la sclérotique.

La situation du corps étranger à la surface de la
cornée n'est pas sans influence sur le développement de ce réseau vasculaire. Lorsque le corps est
fixé à la périphérie cornéenne, les vaisseaux enva-
hissent la cornée dans toute sa circonférence sur
une zone de plus de 1 millimètre de large. M. Broca
a très-bien étudié ces vaisseaux d'apparition nouvelle; ce sont les prolongements des arcades vasculaires terminales de la conjonctive et de la sclérotique. Les anses vasculaires subissent un certain
degré de dilatation, elles s'allongent insensiblement
et, empiétant graduellement, s'étendent sous la
couche épithéliale de la cornée.

Cette richesse vasculaire, dans les cas de blessures
de la périphérie cornéenne, fait, qu'aussitôt le corps
étranger enlevé, la plaie se trouve bien placée pour
recevoir tous les éléments nécessaires à une cicatrisation rapide. De là, à imiter la nature, lorsque

l'ulcération n'a aucune tendance à la guérison, il n'y avait qu'un pas ; aussi provoque-t-on artificiellement la néoformation de vaisseaux, lorsque, par suite d'un état cachectique général ou autre, la suppuration de la cornée menace de se prolonger sans tendance à un travail réparateur.

Mais pour que ces phénomènes de réparation puissent avoir lieu, il faut que le corps étranger ait disparu ; sa présence prolongée, amène une suppuration qui gagne en étendue et en profondeur, et l'on peut voir survenir tous les accidents des plaies profondes : iritis, hypopyon, perforation de la cornée, issue de l'humeur aqueuse, hernie de l'iris et même fonte purulente de l'œil.

Ces cas extrêmes sont heureusement rares ; mais ils prouvent quelle importance on doit attacher à la présence des corps étrangers dans des membranes aussi irritables, car c'est le plus souvent un défaut de soins, quelquefois une erreur de diagnostic qui en sont le point de départ.

On trouve, à la surface de la cornée, une partie des corps étrangers durs que nous avons eu occasion de citer, du fer, du verre, du cuivre, des coques de millet simulant des phlyctènes, du plomb, des grains de poudre, des piquants de marrons, des dards d'insectes.

Le fer, en séjournant quelque temps dans la cornée, subit au contact des liquides qui le baignent une décomposition ; de l'oxyde de fer hydraté, de couleur rougeâtre se forme et s'accole aux parois de la plaie, aussi n'est-il pas rare de trouver à la place occupée naguère par le corps étranger, une petite cupule dont le centre est trouble, et dont la circonférence est formée d'un anneau complet d'oxyde de fer recouvert par la substance cornée elle-même; le corps étranger peut être enlevé, extrait facilement, mais il devient pénible et assez long d'enlever l'oxyde. En général, cependant, on extrait la rondelle tout entière, en même temps qu'une certaine quantité d'épithélium, et cela sans inconvénient.

Les corps étrangers de la couche superficielle de la cornée, déterminent du larmoiement, une photophobie d'autant plus intense que la plaie est plus étendue , du blépharospasme qui sera encore exagéré si le corps étranger fait saillie au-dessus du niveau de la cornée, car alors au moindre mouvement, les paupières en frottant sur les aspérités du corps étranger seront éraillées douloureusement. Aussi le malade cherchera-t-il à éviter tout mouvement des paupières de peur d'augmenter ses souffrances, et tiendra-t-il l'œil clos ou demi-clos.

Les douleurs ciliaires, temporales ou frontales n'apparaissent ordinairement qu'avec les complications.

S'il existe à la surface de la cornée un point terne, une opacité blanchâtre ou grise, plus ou moins étendue, survenue presque subitement; que le malade ait eu, ou non, conscience de l'introduction d'un objet étranger, il faudra rechercher s'il n'existe pas en ce point de corps vulnérant.

Lorsque celui-ci est de couleur foncée, il est ordinairement facile de reconnaître sa présence à la surface de la cornée, soit par un examen direct, soit en regardant la cornée obliquement, ou même en haut et en bas.

Si le corps étranger est petit, si son point d'implantation correspond à l'ouverture pupillaire, le fond noir de l'œil empêche la couleur du corps qui se trouve sur la cornée de ressortir nettement; aussi lorsqu'à l'œil nu on conserve quelque doute, faut-il recourir à l'éclairage artificiel.

Sœlberg Wells conseille dans ces cas l'application de l'atropine. « Son avantage, dit-il (1), est que le fond sombre fourni par la pupille largement dilatée met la cornée fortement en relief, et facilite ainsi la reconnaissance du corps étranger, surtout s'il est d'une couleur claire, comme, par exemple, un éclat de verre. »

Nous ne partageons pas complètement cette manière de voir. Si l'on a recours, en effet, à l'éclairage latéral, il n'est pas nécessaire de dilater la pupille, et lorsqu'on se contente de l'examen direct, la pratique de Sœlberg Wells, bonne lorsqu'il s'agit d'un éclat de verre, ce qui n'est pas le cas le plus fréquent, devient plutôt nuisible, lorsque le corps étranger est de couleur sombre. On n'aurait plus

____

(1) Traité pratique de la maladie des yeux. Traduct. française, p. 148.

en effet dans ce cas qu'une teinte uniforme sur le fond de l'œil. Il y aura donc tout avantage à profiter du plan iridien, qui chez bon nombre de sujets n'offre pas une coloration des plus foncées, et à conserver cet écran.

Quant aux éclats de verre, on peut les reconnaître à un miroitement particulier, distinct des reflets cornéens.

Pronostic. — Le pronostic varie, suivant l'étendue des lésions, le temps pendant lequel le corps étranger a séjourné dans la plaie et les complications qu'il a déterminées par sa nature.

Toutes choses égales d'ailleurs, les plaies de la périphérie cornéenne plus voisines des éléments réparateurs guérissent plus vite que celles du centre. En outre, s'il doit rester une cicatrice, une opacité superficielle, néphélion ou nuage, il est préférable, au point de vue de la vision, que la plaie soit à la périphérie.

Quant à la fréquence, les corps étrangers superficiels de la cornée sont ceux qu'on trouve le plus communément à la surface de l'œil.

Traitement. — Le traitement consiste à enlever le corps étranger et à favoriser la réparation des tissus, s'il y a eu perte de substance.

1° *Traitement chirurgical.* — Une petite pince et une aiguille à cataracte suffisent pour enlever les corps étrangers superficiels. S'ils font saillie, on emploiera la pince, sinon on glissera derrière eux la pointe d'une aiguille à cataracte, et lui imprimant un mouvement de bascule, on amènera les corps étrangers en avant. S'il existe de la rouille ou quelques débris sur les parois de la plaie, il faudra les enlever pour hâter la cicatrisation.

Pour l'extraction, on fait asseoir le malade sur une chaise, et la tête étant maintenue immobile et renversée par un aide, ou appuyée contre un mur, on écarte les paupières avec le pouce et l'index de la main gauche, qui pressent en même temps sur le globe de l'œil pour le maintenir immobile. Si le malade est sensible à l'excès, on immobilisera l'œil en saisissant avec une pince un pli de la conjonctive.

2° *Traitement médical.* — On a essayé de dissoudre les corps étrangers sur place, au lieu de les enlever avec un instrument. Pour les paillettes de fer, par exemple, on a eu recours à des préparations iodées. Cette pratique est aujourd'hui abandonnée. Il en est de même des aimants et de la cire à cacheter, qui n'ont donné que de médiocres succès.

Quant au traitement consécutif à l'ablation du corps étranger, l'eau froide suffit le plus souvent à faire disparaître toute trace d'inflammation. Cependant si la plaie est étendue, s'il est survenu des complications, on pourra avoir besoin des antiphlogistiques. Cette question sera plus spécialement étudiée au paragraphe suivant.

2° *Corps étrangers interstitiels de la cornée.* — Pour

pénétrer dans le tissu propre de la cornée, en arrière de la membrane élastique de Bowman, le corps étranger doit nécessairement traverser la couche épithéliale, à laquelle il imprime les modifications que nous venons de décrire. A ces modifications viendront s'ajouter les phénomènes d'irritation déterminés par la présence du corps étranger dans le tissu cornéen. Notre intention n'est pas d'entrer dans l'examen de toutes les théories auxquelles a donné lieu l'irritation de la cornée ; ce serait rappeler tout ce qui s'est dit à propos de l'inflammation.

Voici ce que l'on admet généralement aujourd'hui :

« Un corps étranger introduit dans la cornée irrite cette membrane, et l'élément cellulaire subit au bout de quelques jours les modifications suivantes :

« A une certaine distance du corps étranger, les cellules se gonflent, leur noyau devient plus volumineux, le protoplasma est plus abondant, en même temps qu'il devient opaque par l'accumulation d'un nombre considérable de granulations élémentaires ; on peut dire, qu'à ce niveau, il y a exagération dans la nutrition de la cellule. Si on se rapproche de la plaie, on trouve des cellules à deux ou trois noyaux ; bientôt l'isolement de ces derniers sera le point de départ de nouvelles cellules, en tout identiques aux éléments d'où ils dérivent. Quant au tissu intercellulaire, il n'a pris aucune part à ces formations. En définitive, l'irritation de la cornée aboutit à la formation de nouveaux éléments cellulaires » (1).

Quel que soit le processus histogénétique que l'on admette, voici ce que l'on observe :

On constate d'abord, dans le voisinage du corps étranger, de l'exfoliation épithéliale et un trouble de la transparence du tissu cornéen même, qui devient grisâtre. L'opacité est plus considérable au centre, c'est-à-dire dans les points qui correspondent au corps irritant; elle va en diminuant à la périphérie.

Le tissu cornéen blessé entre en suppuration et peut finir par être éliminé, entraînant avec lui le corps étranger; il reste alors une ulcération plus ou moins profonde, suivant les cas. Si elle a gagné jusqu'à la membrane de Descemet, celle-ci, poussée en avant par le liquide de la chambre antérieure, viendra faire hernie à la surface cornéenne (kératocèle), avec menace de se rompre et de produire une fistule de la cornée. C'est là une marche rapide qu'on observe surtout lorsque les bords de la plaie ont été lacérés par les aspérités du corps étranger.

Lorsque la plaie a été franche, à bords nets, l'irritation se traduit par une production de pus au dépens des parties voisines qui sont refoulées; il se produit une collection purulente plus ou moins étendue, d'aspect gris jaunâtre, caséiforme; une zone bien tranchée la sépare du tissu voisin, dont

(1) Lannelongue. Dict. de médecine et de chirurgie pratiques, t. IX, art. Cornée, p. 481.

l'infiltration œdémateuse va en diminuant du centre à la circonférence.

Le pus de l'abcès est concret, formé de gros leucocytes à noyaux tassés les uns contre les autres, il existe en plus ou moins grande quantité, suivant son volume qui est variable.

Les lésions continuant à progresser, l'abcès finit par s'ouvrir soit au dehors, soit dans la chambre antérieure, et le corps étranger est entraîné en même temps.

Si l'abcès s'ouvre au dehors, il restera une ulcération dont le fond peut ne pas être assez résistant pour supporter la pression intra-oculaire, et donner lieu à une perforation.

Reste-t-il une couche cornéenne assez épaisse pour ne pas céder, il faudra favoriser par tous les moyens possibles la réparation rapide de la perte de substance, et s'estimer heureux si l'on n'a à déplorer qu'une légère dépression à la surface de la cornée, et un leucome plus ou moins étendu.

Lorsque l'abcès situé dans les couches postérieures de la cornée et intéressant même la membrane de Demours vient à s'ouvrir, le pus tombe dans la chambre antérieure; il s'établit presque toujours une communication avec l'extérieur et l'on a l'issue de l'humeur aqueuse.

L'iris, poussé en avant par la pression du fond de l'œil, s'accole à la cornée, passe en totalité ou en partie à travers la fistule, le cristallin, suivant ce déplacement, est porté en avant; il finit par s'opacifier, non d'une manière directe, mais bien lentement, parce que l'iris hernié forme et détermine un staphylôme complet, la choroïde ne tarde pas à jouer un rôle inflammatoire important et si grave, qu'il peut devenir nécessaire d'amputer l'hémisphère antérieur de l'œil pour, à la fois, calmer d'horribles souffrances, et protéger l'œil congénère qui se trouve menacé par action réflexe.

Il peut arriver que la plaie d'entrée faite par le corps étranger se cicatrise et que celui-ci, venant à tomber dans la chambre antérieure, y détermine l'hypopyon, l'iritis, mais sans issue d'aucune substance intra-oculaire. Le seul moyen d'arrêter les phénomènes inflammatoires sera de l'extraire.

Enfin, il est un autre mode de terminaison pour les plaies de l'œil avec corps étrangers. La plaie superficielle se cicatrise, le corps étranger reste enkysté dans la cornée sans produire aucune lésion, de sorte que s'il n'obstrue pas le champ de la pupille on pourra le laisser impunément. C'est là un mode particulier de terminaison sur lequel on fera bien de ne pas compter. On en signale cependant quelques cas.

On peut voir, par exemple, à la clinique de M. le Dr Alph. Desmarres, un ouvrier mineur, du nom de Lapoussière, qui, à la suite d'une explosion, a reçu des grains de poudre dans les deux cornées. A gauche, on en aperçoit quatre ou cinq dans la cornée même; ils ne produisent aucune irritation depuis près de trois mois, date de l'accident ; il en existe un plus grand nombre dans le tissu sous-conjonctival et la sclérotique. Le côté droit de la figure a été plus profondément atteint ; la joue tout entière est tatouée de grains de poudre ; la cornée a suppuré et présente actuellement un leucôme central étendu ; la sclérotique offre une traînée noire de poudre, partant de l'angle externe de l'œil, et allant jusqu'à la cornée ; il n'y a aucune réaction inflammatoire.

Une considération générale importante est que la constitution générale du malade joue un très-grand rôle dans les moyens de réparation de la cornée.

Chez les sujets vigoureux et bien portants, les plaies de la cornée guérissent aussitôt que le corps étranger a été enlevé, et les complications sont rares.

Au contraire, chez les sujets débilités, une blessure même superficielle de la cornée par un corps étranger, que celui-ci reste ou non dans la plaie, est suivie des accidents les plus graves. L'inflammation de la cornée affecte une marche indolente, le parenchyme cornéen s'infiltre de pus et vers le vingtième jour après l'accident, l'humeur aqueuse se trouble, et la pupille se resserre sous l'influence de l'iritis. Le cas est fréquent chez les gens de la campagne soumis à de rudes labeurs et épuisés par les fatigues de la moisson ; rassurés par l'indolence de leur mal, ils se bornent à laver la surface de l'œil malade avec de l'eau froide et continuent leurs travaux; ce n'est que vers le vingtième jour, alors que le trouble de l'humeur aqueuse et l'hypopyon empêchent la vision, qu'ils se décident à venir con-sulter un médecin.

Dans bon nombre de ces cas graves, alors qu'un abcès menace de perforer la cornée, on voit sous l'influence d'un régime fortifiant : fer, vin de quin-quina, excellente nourriture et repos, les phéno-mènes s'amender, le pus se résorber peu à peu et la plaie cornéenne guérir en ne laissant qu'un leu-côme.

Les altérants et les débilitants produisent, en pa-reil cas, des résultats désastreux.

SYMPTÔMES.

Les malades, porteurs de corps étrangers de la cornée, ont une photophobie d'autant plus intense que la surface épithéliale présente une exfoliation plus étendue.

Le larmoiement est surtout abondant lorsque le corps proémine à la surface de la cornée et irrite en même temps la conjonctive palpébrale.

Le malade accuse une sensation désagréable de chaleur et des douleurs dans le globe de l'œil; ce sont les douleurs ciliaires qui accompagnent la kératite. Lorsqu'il survient des complications du côté des membranes profondes de l'œil, les névral-gies frontales et temporales se manifestent.

Les maladies de la cornée produites par les corps étrangers interstitiels sont accompagnées d'une conjonctivite plus ou moins intense et de l'anneau vasculaire péricornéen ou sclérotidien. Le chémosis apparaît dans les inflammations graves.

DIAGNOSTIC.

L'examen direct ou oblique, l'éclairage latéral, permettront de reconnaître la présence des corps étrangers dans le tissu cornéen et dans la couche postérieure de la cornée.

PRONOSTIC.

Le pronostic varie suivant la profondeur à laquelle est situé le corps étranger, l'étendue des lésions produites et les complications qui peuvent survenir.

Plus le corps étranger est implanté profondément, plus aussi il devient difficile de l'extraire.

D'autre part, une ulcération peu étendue, peu profonde sera bien plus vite réparée que celle qui atteindra les parties postérieures de la cornée et menacera d'amener une perforation. Lorsque cette complication survient, il est bien rare que l'œil ne soit pas voué à une destruction plus ou moins complète. Et même, pour l'avenir, il y aura à redouter l'ophthalmie sympathique pour l'autre œil.

Relativement aux abcès, l'expérience a appris que le central était plus grave que le circonférenciel, et cela pour plusieurs raisons : en premier lieu, le centre de la cornée est le point le plus éloigné des moyens de réparation ; en outre la perforation est à craindre et consécutivement l'englobement de la pupille dans la cicatrice ; enfin, il persistera une tache devant la pupille lorsqu'elle est conservée. Ajoutons que l'abcès central éveille plus fréquemment des accidents du côté de l'iris.

L'abcès périphérique d'une certaine dimension interrompt les vaisseaux qui servent à la nutrition du centre de la cornée, le bord externe reçoit les éléments réparateurs, mais le bord interne manque de produits nutritifs.

Malgré toutes ces complications que peut amener la présence d'un corps étranger interstitiel de la cornée, si le médecin est appelé à temps et réussit à l'enlever habilement, la terminaison sera des plus heureuses ; il pourra persister quelque tache cicatricielle, mais c'est là une chose inévitable.

TRAITEMENT.

Il faut enlever le corps étranger.

S'il est situé dans les couches du tissu cornéen, on pourra, le plus souvent, l'extraire à l'aide d'une aiguille à cataracte ou d'un kératotome. On sera quelquefois étonné de trouver une résistance assez considérable ; elle tient à ce que la lame de Bowman, en raison de son élasticité, se rétracte sur le corps étranger, l'enserre dans un anneau, et s'oppose à son issue. Cette résistance n'existe pas lorsque le corps étranger est implanté dans la couche superficielle. Au contraire, la difficulté s'accroît encore lorsqu'il a dépassé la lame élastique. S'il en est besoin, on peut opérer quelque débridement, lorsque plusieurs tentatives d'extraction simple auront échoué.

On y sera même contraint tout d'abord lorsque le corps étranger aura pénétré obliquement; on incisera la cornée au niveau même du point où il est situé, et on cherchera à l'extraire par cette voie nouvelle.

Lorsque le corps étranger a pénétré jusqu'au voisinage de la membrane de Demours, il devient très-difficile de l'extraire par la méthode ordinaire, soit que le ramollissement de la substance cornéenne favorise l'enfoncement du corps étranger, soit qu'il menace de tomber dans la chambre antérieure.

Middlemore conseillait, dans ces cas, d'abandonner le corps à lui-même, afin d'obtenir la cicatrisation de la cornée devant le corps étranger, qui serait obligé de tomber spontanément dans la chambre antérieure.

La chute du corps étranger dans la chambre antérieure que Middlemore regardait comme une heureuse issue, est, aujourd'hui, considérée par tous les auteurs comme une complication pouvant amener des résultats fâcheux, hypopyon, iritis, etc.

De plus, il sera très-difficile de l'extraire de la chambre antérieure, s'il est d'un petit volume surtout, et sa présence y sera une cause permanente d'irritation. Il ne faut guère, en effet, compter sur un enkystement l'empêchant de provoquer aucun trouble.

On doit recourir à l'extraction immédiate et faire tous ses efforts pour empêcher le passage dans la chambre antérieure.

Desmarres père conseille le procédé suivant : Le malade est couché sur un lit d'opération ; on a soin préalablement d'éviter l'emploi de l'atropine, car si la manœuvre chirurgicale venait à être mal exécutée, le corps étranger pourrait d'autant plus facilement passer dans la chambre postérieure que la pupille serait dilatée.

Les temps de l'opération sont réglés par M. Alph. Desmarres (1), de la manière suivante :

1er *temps*. — Un aide maintient les paupières écartées au moyen des élévateurs.

2e *temps*. — Le chirurgien rend l'œil immobile à l'aide de la pince à fixer qu'il place à l'extrémité du diamètre de la cornée, passant par le corps étranger. Le but est de contrebalancer l'action du couteau lancéolaire. La pince est confiée à un second aide qui doit maintenir l'œil dans une position invariable, mais sans exercer de pression sur lui.

3e *temps*. — Avec un couteau lancéolaire, l'opérateur pénètre dans la chambre antérieure par un point de la périphérie de la cornée, aussi en regard que possible du lieu qu'occupe le corps étranger.

______

(1) Leçons cliniques sur la chirurgie oculaire, p. 473.

Lorsqu'il masque en entier la pupille, en s'interposant entre elle et le corps étranger, on doit arrêter l'instrument, et, autant que possible, maintenir l'humeur aqueuse dans la chambre antérieure.

4e temps. — De la main restée libre, en se servant du couteau lancéolaire comme d'un *plan d'appui*, l'opérateur, avec un bistouri, ouvre la cornée dans le lieu où siége le corps étranger qu'il peut alors extraire facilement.

Nous avons vu nous-même mettre ce procédé en pratique avec un plein succès dans le cas suivant :

Observation. — Le 29 juin 1874, le nommé Molitor, 37 ans, plombier, rue du Château, à Plaisance, travaillant dans les égouts à ajuster des tuyaux, a reçu dans l'œil un éclat de métal qu'il vient se faire enlever à la clinique de M. Alph. Desmarres.

On constate, en effet, à la partie supéro-externe de la cornée, à 4 ou 5 millimètres environ du bord de la circonférence, une tache linéaire blanchâtre peu étendue. L'examen oblique fait reconnaître à la partie postérieure de cette tache, à une très-petite distance de la face interne de la cornée, un petit corps grisâtre qui est la paillette métallique.

Comme le corps étranger est profondément situé, que l'orifice d'entrée est très-petit, M. Alph. Desmarres prévient le blessé qu'il aura une véritable opération à subir. Il la pratique le lendemain, 30 juin, par le procédé qu'il emploie en pareille circonstance.

L'opération se termine sans accident.

On instille quelques gouttes d'atropine dans l'œil opéré, puis on applique du taffetas d'Angleterre.

Le corps étranger extrait était une paillette d'acier aplatie d'un gris brillant, ayant à peine un demi-millimètre de longueur.

Le 1er juillet, le malade passe une bonne journée.

Le lendemain, on enlève le taffetas ; les deux bords de la plaie cornéenne sont en bonne voie de cicatrisation ; le malade ne souffre pas. Il guérit ensuite rapidement.

Cette opération peut être rangée au nombre des plus délicates, parmi celles de la chirurgie oculaire. Il faut, en effet, introduire et maintenir dans la chambre antérieure un instrument assez volumineux sans léser ni l'iris ni le cristallin, et surtout sans faire de faux mouvements qui amèneraint la sortie de l'humeur aqueuse, la propulsion du cristallin en avant ou une blessure de la capsule.

Desmarres père employait l'aiguille à paracentèse ; mais, en raison du peu de surface que cet instrument présente, au moindre déplacement le corps étranger n'est plus soutenu et court risque de tomber dans la chambre antérieure. Alors Desmarres fils préconisa le couteau lancéolaire, qui remplit complètement le but que l'on se propose.

Les soins consécutifs à cette opération sont très-simples ; on instille entre les paupières quelques gouttes d'atropine pour dilater la pupille, et prévenir tout myocéphalon ; puis on fait l'occlusion avec du taffetas d'Angleterre. La plaie se cicatrise très-rapidement et il est rare qu'un accident survienne.

Traitement général. — Lorsque le corps étranger a déterminé une kératite profonde, une ulcération ou un abcès grave, on doit combattre au début, la fièvre, l'inappétence et les douleurs vives. Si le malade est robuste, des sangsues à la région temporale, un purgatif, favoriseront l'apaisement des phénomènes inflammatoires'; s'il est débile et affaibli, on restera dans l'expectation, en se bornant à prescrire de l'extrait de belladone, et de l'atropine.

Mais, aussitôt que la période aiguë est terminée, quelle que soit la constitution du malade, il faut insister sur un régime fortifiant, le nourrir avec de la viande, lui donner des toniques, afin d'aider à la réparation des lésions et à la résorption du pus.

M. Alph. Desmarres insiste beaucoup sur ce traitement général, auquel il doit d'avoir rarement vu survenir des perforations de la cornée.

Les fomentations d'eau tiède aideront à la résorption du pus, en favorisant le développement des vaisseaux. L'extrait de belladone, appliqué sur la région orbitaire calmera les douleurs. Enfin, la compression et même la paracentèse pourront empêcher la perforation de la cornée.

———

Les cils, déviés chez les malades atteints de trichiasis, quelle qu'en soit du reste la cause, constituent de véritables corps étrangers à la surface de l'œil. A chaque mouvement des paupières, ils viennent balayer la cornée et produisent la sensation de corps étrangers. Ils déterminent ainsi de la douleur, du larmoiement et de la rougeur. Le clignotement est exagéré, et le frottement des cils irrite la cornée; l'épithélium finit par tomber et laisser à nu les couches plus profondes qui s'enflamment à leur tour. Il se forme une série de petites ulcérations parallèles et verticales, répondant chacune à un cil ou à un groupe de cils. Des vaisseaux de la conjonctive, empiétant sur la membrane transparente, apparaissent au fond des ulcères et constituent un pannus, semblable à celui que produit le frottement des granulations conjonctivales sur la cornée.

Si la cause irritante n'est pas enlevée, les couches profondes de la cornée finiront par s'exulcérer et même se perforer.

L'entropion, c'est-à-dire, le renversement de la paupière en dedans, vient-il compliquer le trichiasis, le frottement sera exagéré, et les phénomènes inflammatoires prendront une marche plus rapide.

Le moyen de guérir, d'une façon durable, le trichiasis et l'entropion, est de ramener la paupière en avant au moyen d'une opération.

Les granulations peuvent également être considérées comme de véritables corps étrangers, entretenant, par leur présence, l'inflammation de la conjonctive et déterminant, à la surface de la cornée, un pannus appelé granuleux en raison de son origine.

Le traitement des granulations fera disparaître tous ces accidents.

L'inflammation des glandes de Meibomius, amenant une altération dans le liquide sécrété, il se forme quelquefois, dans l'intérieur de ces glandes,

des concrétions pierreuses, dont les aspérités venant faire saillie sous la conjonctive, érodent la surface de la muqueuse conjonctivale et de la cornée.

Elles finissent par faire hernie, et irriter davantage, par leur présence et par le clignement des paupières, la surface cornéenne qui s'ulcère, et, dans l'avenir elles peuvent amener une perforation.

Il devient nécessaire de renverser la paupière, d'extraire *le corps étranger*, ce qu'on obtient facilement, en faisant usage d'une aiguille ou de la pointe d'un bistouri.

Lorsque le nerf de la cinquième paire est lésé, soit à la suite d'une hémiplégie complète, soit isolément, la conjonctive et la cornée auxquelles il fournit les nerfs ciliaires, nerfs de sensibilité, ne sont plus impressionnées par la présence des corps étrangers : poussière, sable, etc. Si la paralysie est partielle, l'insensibilité des membranes du globe de l'œil le sera également. Au bout de quelque temps, l'action mécanique des corps étrangers, à la surface de la cornée, amènera l'opacité de cette membrane. Son épithélium, et celui de la conjonctive deviennent rugueux, ils subissent un certain dégré de dessiccation ; il y a xérophthalmie. Il peut même se former des ulcères, qui suppurent, perforent la cornée et provoquent l'hypopyon et l'inflammation de l'iris. Ces accidents appartiennent à la kératite suppurative non inflammatoire, caractérisée par l'absence de tous les symptômes ordinaires de l'inflammation et de l'irritation, tels que photophobie, larmoiement, douleur.

La paralysie du nerf de la septième paire, qui envoie des rameaux moteurs à l'orbiculaire des paupières, favorise aussi, au bout de quelque temps, certaines ulcérations de la surface de l'œil. En effet, l'orbiculaire ne pouvant plus contrebalancer l'action de l'élévateur de la paupière supérieure, il en résulte que le malade cesse de pouvoir clore l'œil, et que cet organe semble former une saillie plus grande. Les paupières se renversent légèrement en dehors et du côté du grand angle de l'œil. Le globe oculaire est ainsi exposé aux poussières, aux grains de sable, au froid pendant le sommeil et àtous les irritants externes. En outre, l'épiphora amène, à la surface de l'œil, une grande quantité de larmes, qui, par leur écoulement et l'impossibilité où elles se trouvent d'arriver dans les fosses nasales, à cause du renversement du conduit lacrymal, s'altèrent et finissent par devenir, ellesmêmes, une cause d'irritation.

Une conjonctivite et une kératite superficielle se déclarent et se terminent parfois par le pannus et la xérophthalmie.

L'occlusion des paupières, du côté paralysé, empêchera, dans les cas de ce genre, les complications qui pourraient survenir.

Paris. A. Parent, imprimeur de la Faculté de Médecine, rue Mr-le-Prince, 31,